Nursing Today
ブックレット・09

◉目次



# 特養あずみの里裁判を考える

# 裁判の経緯と焦点

（編集部）

◉経緯

〈二〇一三年十二月一二日〉 特養あずみの里の食堂で、おやつのドーナツを食べたあとぐったりして意識を失っているKさんを、排せつ介助を終え遅れて入ってきた介護職員が発見。心肺停止状態のため職員や救急隊が緊急処置をしKさんを病院に搬送する。

〈二〇一四年一月七日〉 警察による捜査と取り調べが始まる。

〈二〇一四年五月二二日〉 事件当時Kさんに背を向ける形で、食事全介助の別の入所者にゼリーを食べさせていた准看護師Yさんが、業務上過失致死容疑で長野地検松本支部に書類送検される。

〈二〇一四年一二月二六日〉 Yさんが在宅起訴される。起訴内容は「Kさんの食事中の動静を注視して、食物誤嚥による窒息等の事故を未然に防止する業務上の注意義務があるのにこれを怠り、他の利用者への食事介助に気を取られ、Kさんの食事中の動静を注視しないままKさんを放置した過失」。

〈二〇一五年四月二七日〉 第一回公判。

〈二〇一六年九月一六日〉 検察は、従前の訴因のうち「誤嚥」の記載を削除するなどして訂正し（訴因変更）、さらに「Kさんに提供すべき間食の形態を確認せず漫然とドーナツを配膳した過失がある」（食事形態確認義務違反）との訴因を追加する（訴因追加）。裁判所は後日これを認める決定をし、弁護団は特別抗告をするが最高裁は棄却する。

〈二〇一七年七月四日〉 第八回公判。証人尋問（当日現場にいた男性介護士）。
〈二〇一七年八月二一日〉 第九回公判。証人尋問（当日現場にいた女性介護士）。
〈二〇一七年九月一一日〉 第一〇回公判。証人尋問（Kさんの遺族、救急隊員）。
〈二〇一七年一〇月二三日〉 第一一回公判。証人尋問（Kさんの主治医、看護師長）。
〈二〇一七年一二月一三日〉 第一二回公判。証人尋問（相談員、栄養士、介護士主任）。
〈一〇二八年二月一九日〉 第一三回公判。被告人質問（Yさんへの本人尋問）。
〈一〇二八年三月五日〉 第一四回公判。検察側証人尋問（看護学専門家）。
〈一〇二八年三月一二日〉 第一五回公判。検察側証人尋問（救急専門医）。
〈二〇一八年六月一八日〉 第一七回公判。検察側証人尋問（歯科医師）。
〈二〇一八年六月二五日〉 第一八回公判。弁護側証人尋問（医師）。
〈二〇一八年七月二日〉 第一九回公判。弁護側証人尋問（看護師：川嶋みどり氏）。
〈二〇一八年七月三〇日〉 第二〇回公判。検察側が二度目の訴因変更を請求。Yさんの注視義務の開始時期を「Yさんがテーブルに着席した時」から「YさんがKさんにドーナツを配った時」へと大幅に前倒しする。地裁がこの主張を認めたため弁護団が特別抗告するが、最高裁が棄却し訴因変更が認められる。
〈二〇一八年一〇月一日〉 第二一回公判。検察の論告・求刑は罰金二〇万円。
〈二〇一八年十二月一七日〉 第二二回公判。弁護側最終弁論。
〈二〇一九年三月二五日〉 第二三回公判。判決言渡し。求刑どおり罰金二〇万円の有罪判決が下る。
Yさんと弁護団は即日控訴。
〈二〇二〇年一月三〇日〉 控訴審の第一回公判。裁判官は弁護団の「Kさんが病死であったこと」を証明する医師の証人申請と鑑定意見書の証拠採用を認めず、次回は判決として審議を終了。

〈二〇二〇年四月一日〉　「特養あずみの里業務上過失致死事件裁判で無罪を勝ち取る会」が全国から集めた「控訴審で公正な裁判と無罪を求める要請書」の署名二十七万一五一七筆を、東京高裁へ提出。
〈二〇二〇年四月二三日〉　コロナ禍の影響で判決期日が六月一六日に変更。後日さらに延期される。
〈二〇二〇年七月二八日〉　東京高等裁判所は一審判決を破棄。Yさんに無罪判決を言い渡す。
〈二〇二〇年八月一一日〉　検察が上告を断念し、無罪が確定する。

## ◉焦点

裁判には大きく三つの争点があった。一つ目は「そもそもKさんはドーナツを詰まらせて窒息をしたのか」、二つ目は「Kさんに対する注視義務違反がYさんに認められるのか」、三つ目は「Yさんにおやつの形態確認義務違反が認められるのか」である。これらについて本書の各項で重要な事実とさまざまな見解を紹介する。

また、この裁判の特徴として二度にわたる検察側の「訴因変更」が挙げられる。検察は誤嚥による窒息が死因であることを前提とし、当初はこれを回避すべきYさんの注視義務を問うたが、弁護側の反証によってその追及が困難となり、嚥下障害のあるKさんに対しドーナツを与えたことが過失であるとの主張を追加した。さらに二度目の訴因変更では、Yさんの注視義務の開始時期を前倒しにすることで責任範囲を広げようとした。こうしたいわば裁判上の駆け引きにより、結果として今後の現場のケアのあり方そのものに深刻な影響が及びかねない点が重要である。

なお、三つの争点のうち二つは控訴審で検察の主張が退けられたが、死因については判断に踏み込まれなかった。これについて弁護団は、裁判長が「被告は六年間も苦しんできた。もう無罪なのだから裁判に時間のかかる死因については深入りしないで判決した」と語ったことを報告している。

# 特養あずみの里裁判を振り返る

上野格／［聞き手］宮子あずさ

うえの・いたる◉上野廣元法律事務所
みやこ・あずさ◉看護師・著述業

## 刑事裁判の重さ

**宮子**◉本日はよろしくお願いします。お話をうかがう前に、改めてお亡くなりになった老人保健施設あずみの里の入所者の方のご冥福をお祈りし、ご遺族にお悔やみを申し上げたいと思います——。ではまず、今回の裁判における「刑事事件」としての扱いについてお聞きします。

**上野**◉私は全日本民医連の顧問弁護士として、全国各地の病院や介護施設からさまざまな医療過誤の問題などの相談を受けてきましたが、いずれも今回のように刑事事件になることはありませんでした。

**宮子**◉そうなのですね。私も民事ではなく刑事事件で裁かれた点に驚きました。

**上野**◉介護施設で働く看護師が、投薬や手術の失敗ではなく介護をしていて罪に問われたわけです。しかも、「何かの処置を行ったため」ではなく、当初は「何もしなかったこと」が罪になるべき事実として取り上げられたのです。これは前代未聞のことで、過去を調べましたが、作為不作為を含めて介護施設の介護行為の問題で業務上過失致死に問われた例はありませんでした。窒息や転倒などの事故は起きていますが、民事事件ではあっても刑事事件になったことはありません。

**宮子**◉民事の場合、亡くなった方のご遺族が損害賠償請求などの訴えを起こす形になるのですか？

**上野**◉そうですね。何らかの形で保険には入っているが納得ができないなどの理由から示談が成立しない場合、そこで法的責任を追及したいということになれば、民事裁判になります。

**宮子**◉その保険というのは亡くなった方が入っているものですか？

**上野**◉いいえ、施設が入っている損害賠償責任保険です。

**宮子**◉基本的にはその保険でカバーされるのですね。

**上野**◉ただ損害賠償責任保険というのは、あくまで施設に責任がある場合に賠償金を払う保険です。しかし、実際には責任の有無がはっきりしない時こそが問題なのです。例えば転倒による事故の場合、たとえ施設で気をつけていても目の届かない所で起きることがあります。常時すべての場所で見ていることなど不可能です。入所者と介護者の人数比率をみても、実際には一〇対一ぐらいの中で運営しているのですから。例えば、普通に歩ける人が施設内で歩行中に転倒してしまったとして、介護側に賠償責任があるでしょうか。ここで責任がないことになれば、保険金も出ないことになります。むしろこういう時にこそ保険でカバーしてほしいのですが。

**宮子**◉そうですね。

**上野**◉責任を認めないと保険が下りない仕組みなので、ある程度の妥協といえば変ですが、多少の責任を認めることで初めて保険が支払われる場合があるということです。

**宮子**◉責任を認めることで保険が下りた。しかし後になって額が足りなければ、再度裁判を起こされた時に責任を認めたことが不利になるようなことはありませんか。

**上野**◉その危険性はあります。責任を認めてしまっているわけですから。だからそのような場合は、まとまりそうな段階になったら「追加請求をしない」と書面で約束してもらう必要があるでしょう。微妙なケースでは保険会社も最初から十分な金額を提示してきません。額が少ないと不満も出ます。今回の事件でも弁護士が関わる前に、亡くなって二週間ほどで示談が成立し、保険金も支払われていたのです。

**宮子**◉その時に施設側が責任を認めたということですね。

**上野**◉はい。「窒息による死亡」を損害賠償責任として認めています。それが後で問題になるわけです。

**編集部**――責任を認めて保険も支払われたけれど、ご家族のほうは納得していなかった?

**上野**◉もしその時点で弁護士が関与していれば「刑事裁判は起こさない」という一筆をもらっていたでしょう。普通はそうします。「許します。だから刑事裁判は起こしません」ということですから。

だけど、ご遺族の方は賠償金をもらいつつ刑事裁判も望んでいた、つまり刑事罰も科してほしいと感じていたということです。

**編集部**——今回の件に関しては、ご遺族に刑事裁判を起こす何か特別な理由はあったのでしょうか。

**上野**◉以前から食事の時には注意してくださいと伝えておられたのです。入所時もそのことを注意したうえでご本人を預けたのだと。それなのに「食べ物が詰まって亡くなった」では納得ができないという気持ちがあったのでしょう。

**宮子**◉なるほど。でも今お話にあったようなことはあまり知られていないですよね。私もこの事件には関心があり注目してきました。示談になっているのに後で刑事裁判で訴えられたということで、そこに告発があったという認識はなかったのですが……。

**上野**◉ご遺族から正式な告発は出ていません。しかし、ご遺族の意思がどうであろうと、人が亡くなれば警察は捜査を進めることができます。たしかに一般の方には民事裁判と刑事裁判の切り分けがわかりにくいと思います。たとえ民事での係争が収まったとしても、警察が検察官と相談して捜査を進め、検察官が刑事裁判を起こすことができ、今回も表面上はそのように進んでしまったことになっています。

しかし根底には、ご遺族の「入院時から注意をお願いしていたのに」という思いがあったのでしょうし、刑事罰を科すことを望んでおられたことが証言でも語られています。残念なことですが、そこに賠償を認める際の保険の難しさがあります。裁判を通じ、結果的に死因は窒息ではなかったことが明らかにされましたが、今の段階でも「窒息を認めた示談書」は残ってしまっている。事件当時、施設側も「窒息」だと早合点して全面的に謝罪しており、警察に「私たちが見守っていなかったので事故が起きた」と供述し調書もつくられたわけですから。客観的に見れば誤った示談だったのです。

**宮子**◉今回は民医連という団体の支えがあり、組織として職員を守る対応ができていたと思います。しかし、このように対応できない施設も多いのではないでしょうか。示談書を書いて終わりになり、弁護士が関与しない可能性もあるのではと気がかりです。

**上野**◉我々も対応は遅かったのです。関わり始めたのが事件から一年後ですから。本来なら示談する前に弁護士が介入すべきで、そうすれば「本当に窒息なの?」という疑問もその時点で出たでしょう。もし今、私が民医連の顧問として同様の相談を受けたら、まず第三者として他の医師の意見を聞いてくださいと言うでしょう。でも実際には、対応が遅れたという意味で胸を張れるような話ではないのです。ともかく、現場だけでは本当のことはわからないにもかかわらず、介護施設で顧問弁護士をつけているところは少ないようですから、これからも同種の問題は起こりうると思います。

## ヒヤリハットで振り返らない

**宮子**◉ヒヤリハットの振り返りは、窒息だったという前提で行われていますよね。そうだった場合が、一番深刻かつ防ぎたいことなので、その前提で振り返りが行われるのは、ありうる話だと思います。しかしそれをすればするほど、現場の人たちには「あれは窒息だったんだ」という前提が強く刻まれていきます。私自身も以前、ヒヤリハットに厳しい職場で働いたのでわかるのですが、現場の人たちとしては、振り返りをして語れば語るほど「自分たちが窒息を見逃してしまった」という気持ちが強くなったでしょうね。

**上野**◉そうですね。本件でも事故当日に振り返りを始めており、そこでしっかりと事実の確認もせずに「原因は窒息だった」としてどんどん話が進んでしまいました。ただ一人、看護師長だけが「違う」と思ったらしいのですが、言い出せなかったそうです。とてもストップをかけられる雰囲気ではなかったと。

あずみの里では普段から「これは食べられるけれど、万が一の危険を考えてやめましょう」というスタンスをとっていました。そして、そうした出来事をていねいに記録に残しています。例えば「ずっと咀嚼しているので口を開けてもらったら、塊があったので出してもらいました」という記述もありました。しかし一審の判決では、こうした記録の内容を指摘されて「普段から危険だとわかっていた」ととられたのです。普段の記録や当日の振り返りの記録をもとに「現場は窒息と認めているのだから、実際に窒息だったのだ。食事は普段から危険だと思っていたなら見守る義務があったはずで、被告はそれを怠った。食べさせてはいけなかったのだ」という結論に結び付いたわけです。さまざまな物事がある意味とても皮肉な結果につながったと思います。

**宮子**◉ヒヤリハットの振り返りで私が感じたのは、自分たちが防げたものとして前提を立てて、そのために何ができたかに皆が夢中になってしまっていることです。だから、あずみの里の師長さんが「窒息ではないのでは?」と言えなかったというのがすごくわかります。現場には「あなたは何を言っているんだ?」とか「そんなお気楽なこと言わないで!」という雰囲気があっただろうと……。

**上野**◉この事件が起きた後、私は全日本民医連で何度か講演をしていますが、そこで私がいつも言うのは「振り返るな」です。つまりそれは「振り返り」的な見方ではだめだということです。物事が発生した「その時」に何をどうすることが適切であったのかを踏まえ、「その時」にわかっていた状況のみから過失の有無を判断してほしいのです。振り返る中で「窒息だから」と決めつけて検証を進めてはいけない。その時点でわからないものは、わからないままで話を進めていくように指導をしています。

**宮子**◉つまり、ヒヤリハットの在り方そのものがリスキーだということですよね。

**上野**◉みんな真面目だからすぐに振り返ります。「ずっと目を離さずに見ていればよかったのです」と、実際にはできないことまで口にされます。例えば今回の件でも「一人ひとりが口に運んで飲み込むまで見ていられましたか?」と聞くと、そうではない。現場ではものが詰まって死んでしまうような危険性がある人には最初からつききりで全介助している一方、自分で食べられる人には自分で食べさせていました。それでもし「ウッ」という声や「ゴボッ」という音がすれば対応をしてきたそうです。それでいいのです。

だから、これまでどおりに必要な見守りで十分だというのが本来の振り返りです。それを、「ずっと見守るべきだった」と全員にあてはめるように振り返っても、できることではないし、それは介護の崩壊につながります。限られた人的資源や時間の中での適切な介護を考えた振り返りをすることが大切です。それは今回の控訴審判決の中でも触れられています。食事について、万が一のリスクがあるものはすべて回避するのではなく、リスクに応分の注意をすれば足りるのであり、本件では刑事罰を加えるような注意義務はないと語られています。

**編集部**――そして世論もそのことに納得していました。

**上野**◉そうなのです。判決では、窒息の件についてはあまり触れられませんでしたが、過失については注意すべき問題とそうでない問題があるとはっきり示されていて、過剰な部分に関しては罪を問われないと示したことの意味は大きいと思います。

## 全世界の「窒息」死亡者の三割が日本人？

**宮子**◉今回の事件は訴因の変更などがあり、素人には全体像が捉えにくい面があります。一方で、看護・介護の世界で働いている人たちには〝窒息で訴えられた事件〟としてインプットされています。「本当は脳梗塞だったけれど、こんなふうに他の死因でも窒息と思われてしまうのか……」という恐怖感が残りました。

**上野**◉民医連全体でも、安易に窒息という言葉を使わないように指導しています。実際にものがつ

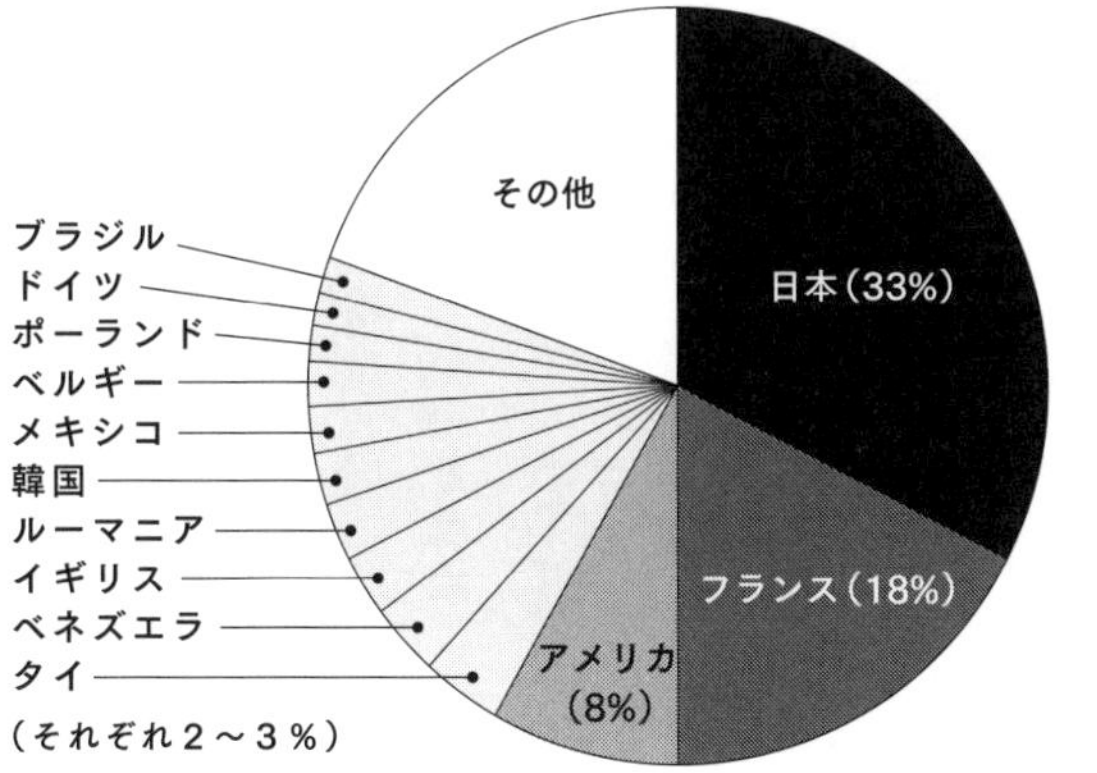


**図　「気道閉塞を生じた食物の誤嚥」による死亡者数の割合**
（WHO: Inhalation and ingestion of food causing obstruction of respiratory tract. WHO Mortality Database, Sat Jan 23 8:29:59 CET, 2016.）

まっているかどうかは喉頭鏡で開いてみるまでわかりませんが、施設には通常そうした器具は置かれていないでしょう。確認ができるまでは「食事中の意識喪失」と表現すべきですが、日本では救急車で搬送されたら窒息と記録してしまう、といった対応が当たり前のように多い。

ＷＨＯの統計によると、全世界の「気道閉塞を生じた食物の誤嚥」による死亡者数の約三割が日本人で占められているのです（**図**）。これは一体何を意味するのか。例えば食文化的な背景があると仮定し米食が関係すると考えるなら、韓国でも同様に多いはずです。おそらくですが、他の国ははっきりと喉に食物が詰まっていた事例だけを窒息として数えているのに対し、日本では厳密な確認を行っていないためにこうした結果が出ているのだと考えられます。

**宮子**◉私事ですが、二〇一二年に亡くなった母は、私が介助で食べさせた食事がのどに詰まり、それが命取りになりました。これは覚悟して行った結果なので、後悔はしていません。それだけに、職員に頼めない気持ちがあり、介助に通いました。母の原疾患は膠原病で、栄養を吸収できない状態でした。経管栄養をしても効果がなく、中心静脈栄養も、感染の危険が高いため、可能な限り経口摂取をさせるしかないと考えたのです。全身状態も悪く飲み込みも弱かったので、窒息は時間の問題でした。けれども、母は食べたいという意欲が強く、私も食べさせてあげたいと思ったのです。

最終的な死因は肺炎と記載されましたが、誤嚥による窒息が命取りだったと思います。でも、避けようがあったかと言えば、なかったし、皆が納得していれば、それでいいとも思うのですね。このあたりは難しい判断ですよね。ご遺族の感情に対する配慮からも、窒息なのかどうかをもう少し厳密にみてもらったほうがよいと感じました。

**上野**◉窒息だと言われると信じてしまいますよね。そして側にいた職員は「ちゃんと見ていなかったあなたが悪い」と責任が課せられてしまう。宮子さんの場合のように窒息で「仕方がない」というご遺族はあまりいないですから、今の対応のままでは危険だと思います。つまり、事故が起きた時に原因の究明は必要ですが、過失の考え方について見直す必要があるのではないでしょうか。「そこまでは無理」「そこまで過剰な注意を求めない」といった役割を誰かが担う必要があります。

**宮子**◉クレーム対策として、事故の反省がより細かく過剰になっている面もあると思います。難しいのは、病状の悪化を受け入れられない患者さんやそのご家族は、往々にして、誰かを責めたい気持ちになるように見えます。例えば消化器系のがんなど病状の悪化で食欲が落ちているのに「飯がまずいから食えないんだ！　栄養士を呼べ！」と怒鳴ったり。あるいは、自分の衰えを認めたくなくて「医者がヤブだからだ」とか「看護師がだめだからよくならない」という人もいる。普段穏やかで理性的でも、そうなる場合があります。こんな状況でも、医療者は「あなたの具合が悪いのだからしょうがないでしょ！」とは言えませんよね。

このような状況にいると、責められることを受け入れ、知らず知らずのうちに自責的になっていく傾向があると思います。そうなると事故が起きたときに看護師としての冷静なアセスメントに基づき真の原因に気づいたとしても、ヒヤリハットなどで報告しづらくなります。「まだまだ自分に足りないところがあったのではないか」と考えてしまう。根深い問題だと思います。

## 専門性の壁が過剰なリスク対応を強化する

**上野**◉現場の当事者間ではどうしても視野が狭くなりがちなので、民医連での話し合いには事務の人も入れるようにしています。そして事務長には、何かあればすぐに弁護士を呼ぶようにと言っています。「違うんじゃないの?」と反対意見が言える人の存在が大事なのです。事務の人や弁護士なら言いやすいこともあるので、そこは任せましょう。

**宮子**◉リスクマネジャーもナースが担当する場合が多く、どうしても現場に負担がかかるような対応を受け入れがちです。以前の職場でも事務方を入れたリスクマネジメント委員会があったのですが、熱心に取り組むのはナースなので、自分たち同士で責め合うような構造がどうしても克服できないということがありました。

**上野**◉ナースだけだと「こうすれば防げる」「いや、こうすればもっと防げる」と突き進んで「そんなの無理でしょ……」と思うようなところまで至ってしまいがちですよね。誰かが「それは過剰じゃないでしょうか」と言えるようにしたほうがいいのです。

**宮子**◉お風呂の事故があると、その後は五分ごとに安否を確認するという取り決めができたり……。

**上野**◉そんなルールを実際に運営し続けることは無理ですよね。

**宮子**◉そう、絶対に無理なのですが、それを無理と言えない何かがありました。辞めたあとで「あの時いったい何をやっていたんだろう……」って気づくのですが、そこにいる時は「〝できない〟ではなく、やれる方法を考えなさい」と言われてしまう。だからそういうものだと思って頑張るのですね。

**上野**◉転倒の問題もそうです。ご家族はすぐに「センサーをつければいいじゃないか」と言います。ある施設で、認知症のうえ足が悪いのに夜間に歩き回ってしまう方がいて、スタッフは家族から「歩こうとしたらすぐ歩行器に乗せるか、車椅子をセットしてあげてください」と言われていました。夜、全館で夜勤の当直は二人しかいない状況で徘徊が起こると、センサーマットを設置すれば五分おきにピーピーと鳴る。でも当直は他の方の介護もあって、対応できないでいるわけです。そのうちに、どこかでドタンッと音がすることになる。無理なことは無理なのです。

**宮子**◉本当にそのとおりです。

**上野**◉だから、私が顧問をしている施設では、今は契約内容として夜間は人的制限があるためずっとみることはできない旨を書き込んであります。人的資源の問題からセンサーマットを設置しても対処しきれないこと、ずっと見ることができない以上は、転倒が起きることがあっても責任を負えないのだと、最初から伝えましょうと私は言っています。それでも中には「素晴らしい施設をつくりたい。電話で二四時間対応できるようにして、近くに住んでいる看護師に電話連絡がつくような体制を整えて……」という話があるのです。

**宮子**◉やめたほうが……。

**上野**◉私もその場で、賛成できないと言いました。過労死が起きてしまいますからと。よい施設をつくりたいという志はとても大事ですが、よい介護をしながら働き続けられる職場づくり、注意義務の問題などを考えると現実的ではありません。ケアの手厚さを強調する目的で安易に「二四時間」という言葉を使うべきではない。それで事故が起きれば、患者の家族から必ず責任追及されます。

**宮子**◉本当にできることだけ請け負いましょうという姿勢が大事ですよね。

**上野**◉最近は誤飲と転倒を保険事項に入れない責任賠償保険も出てきました。保険が下りないとなれば、介護内容に関する契約書の中でもそのことに触れないわけにはいきません。

**宮子◉**その一方で、世間では抑制や行動制限をしないという流れもあるので、両立は難しいです。

**上野◉**だからこそ、弁護士的な視点でのアドバイスが役に立つと思っています。客観的な立場から誰かが歯止めをかけないと、現場は厳しくなる一方です。

**宮子◉**「専門性の壁」という表現があります。看護という自分たちの専門性の中だけで考えると「それはできない」となかなか言えないところがある。プロとしてできないことに敗北感を感じる何かがあるのではないかと思っています。職業的に身についてしまいやすい性格や性質のせいで、専門性の中だけで考え行動してしまうと、誤りや度が過ぎることもあるのでしょう。だから「ここまで請け負えばいいんです」「こう書いておけば、できないことはできないって言っていいのです」という弁護士さんのアドバイスは本当に必要だなと思いました。

## 優秀な看護職ほど「責任」に固執する

**上野◉**今回の裁判で困ったのは、介護・看護職の文化にはリスクを許容するという考え方がないことでした。同業者の誰に聞いても「間違えて配っちゃだめだよね」と言われてしまうのです。唯一、川嶋みどり先生（日本赤十字看護大学名誉教授。今回の裁判で弁護側の証人として法廷で証言を行った）だけが「看護師（である被告）に刑事責任を問うことはできない」と言われました。

事実として、あずみの里では「明日からゼリーにしましょう」ということは介護職の間だけで決めていました。しかしそれは、誤飲や窒息の可能性があったから決めたわけではありません。特に危険がない場合の食事の形態変更は、通常、看護師には伝わらない仕組みになっています。そうした危険がある場合は事前に看護師に伝え、リスクを管理して食事を決めていたのです。誤飲や窒息の恐れがなくても、少し食べすぎていたり、消化が悪かったり、体の調子が優れない時にはゼリーに変更する時があり、今回はまさにそうでした。危険性はないため看護師には伝えないけれど、介護職の中では共有事項にした。そのために申し送り事項にも記入し介護記録にも書きました。すべてのスタッフは、それを見たらチェックをすることにもなっています。

一審では「記録に書いてあるのだから見ればいいじゃないか。それを怠ったからいけないのだ」という考え方です。つまり六五名の入所者について、他のチームの記録も含めて全員分を見なさい。もし一週間ぶりの出勤だとしたら全員の介護記録を七日間遡って見なさいという判決だったのです。現場からすればそれは無理な話です。毎朝、短時間で注意が必要なことだけを共有して業務を回していくのが現状ですから。裁判ではこのことも訴えましたが、一審では伝わりませんでした。

**宮子**◉私には、なぜ被告だった看護師に変更が伝わらなかったのか疑問だったのですが、今のお話でよくわかりました。あくまでリスクが低い事柄だったので、介護職の中だけの情報共有でよいという判断だった。看護師の意見を必要するようなケースとは別だったということですね。

**上野**◉そうです。ご本人は普段から食事に呼ばれると一人で歩いてきて自分の席に座り、食べ終われば一人で帰っていける方でした。特に介助の必要はありませんでした。絵が好きで、前日もとても器用に筆を使って描いておられたほど自立できていた人だったのです。認知症を患っておられ義歯がなかったのですが、食事は細かくすれば食べられるため、とろみをつける必要もないことから刻み食を提供していました。刻み食を食べられる人ならおやつも普通に食べられるものばかりなので、ドーナツでも蒸しパンでもそのまま食べていました。

**宮子**◉裁判のやりとりからだと、元気な人だったイメージは消えて伝わってこなかったです。

**上野**◉検察官は、特養に入っている人というはおよそ何かあればすぐに死んでしまうリスクがある人、という認識だったと思います。

**宮子**◉今にも死にそうな人を預かっているのに、あなたたちは何をやっているのか？という感じなのですね。でも、私たち素人も、裁判の記録を読むと同じような気持ちにさせられてしまいます。

**上野**◉最初はそういう反応が圧倒的に多かったのです。「与えてはいけない食事を与えたのでしょう」とあちこちで言われました。経緯を説明すると、介護職の方なら事情をわかってくれます。「それは伝わらないかも」とか「全部はわからないですよ」と言ってくれる。

でも優秀な看護師や教授になればなるほど「絶対に間違えてはいけない」「それは大鉄則です」と言われました。私が「危険な人が誰なのかはわかっていたし、実際に（被告の看護師は）そういう入所者に一口一口、食べ物を提供していました」と言っても、「だけど、間違えたんでしょ？」と言われます。「いや、間違えたのではなく伝わっていなかったのです」と私が経緯を説明すると、「伝わっていなくても、看護師たる者、すべての申し送りノートを見て把握しなければいけない」と言われました。

確かに、事故が起こる一週間前のノートにはゼリーに変更することが書いてあるので「これを見なきゃいけないでしょう」というわけです。困りました。「万が一、窒息の可能性があるとしても、普段は食べることができているのだから、この時もドーナツをあげてもかまわなかったのだ」と考えてくれる人がなかなかいないのです。川嶋先生だけでした。

**宮子**◉川嶋先生は長く臨床で積み上げた研究業績で今の地位を築かれた方ですから、考え方や視点に違いが出るのだと思います。

**編集部**――それに自身も長い間ご主人を介護された経験があり、日々の食事の大切さについてさまざまな場所で繰り返し語っておられます。そうした実感をお持ちだったことも大きいのでしょう。

**上野**◉看護や介護のケアをめぐって、対応が過剰になった時にどうやって歯止めをかけられるか、「このくらいでいいのではないか」という指標を考えるような研究や学問があればなあ……と思ったこともありました。

**宮子**◉私が二二年間勤めていた病院では、精神科と緩和ケアの二つの病棟を担当していましたが、どちらも転倒が多いのです。精神科では認知症をもつ人の転倒がしばしば見られ、事故があった時には非常に細かいヒヤリハット報告を書かなくてはなりません。

でもある時から報告書を書くのは管理者の私と決めて、部下には書かせないことにしました。そうしたところで、インシデントは防ぎようがないからです。報告書には、簡単に言えば「抑制をするなと命じています。限られた人数で行っています。ですから今回の転倒については大けがに至らなくてよかったと思うしかありません」と書いて提出していました。上司からはすごく嫌がられて「部下に書かせなさい」とか「それではスタッフの勉強にならない」など言われましたが、そもそも無理なことをさせているのに、事の詳細をつついてもしょうがないじゃないですか。なぜそう思うことができないのか理解ができませんでした。リスクマネジメントに対する感覚が違っていたのでしょう。

**上野**◉私が顧問をしている別の施設でもこんなことがありました。風呂場の更衣室で起きた転倒事故で、検証をすると、滑らないように床を拭いていたし、椅子をちゃんと用意して、利用者が座ったことも確認していました。ところが、職員が更衣室の外から人に呼ばれたので「座ったままで待っていてください」と入所者に伝えて、その場を離れ、すぐに戻ってくると利用者が椅子の前で立っていて、目の前で転倒されたのです。

それは防げない事故だったのだから、そのように報告書へ記載するように伝えました。その入所者は普通に歩ける人だったし、職員は危険を避けるための用意もしていたのです。でも、ご家族にしてみれば言い逃れのように思えてしまったのか、非常にご立腹だったと聞きました。それで事故の当事者は自治体の介護課から呼び出されて注意を受けたそうです。「こんな報告で済むと思っているのですか？ 人が骨折しているのですよ！」と。

**宮子**◉どうなったのでしょうか……。

**上野**◉結局、弁護士も加わって検討し、過失はなかったということになりました。

**宮子**◉今のお話を聞くと、弁護士と看護師のリスクに関する考え方の違いは明らかで、勉強会などですり合わせを行う必要があると感じます。先生のお話を聞いて、私自身、胸のつかえがとれた感じがしました。今まですごくつらかったので。

**上野**◉つらかったでしょうね。行政はすぐ「人がケガしているのだから」とか「死んでいるのだから」と言います。「なんとかしなさい。まとめなさい。謝りなさい」と。もちろん、入所者やご家族の期待に添えなかったことに関して申し訳なかったと謝ることは自然ですが、転倒を過失と認めることは全く別の話です。

**宮子**◉これはそれとは逆のケースですが、緩和ケア病棟で「本人の好きなようにさせてほしい、そのためなら誓約書も書く」と言われたご家族がいました。患者さんは七〇代の男性で「トイレは絶対に一人で行く。人の手は一切借りたくない」とおっしゃって、ふらふらになっても自力で歩いておられました。そして結局、転倒をして脳出血で亡くなったのです。大きな腫瘍の脳転移があったので、その出血が転倒によるものなのか、腫瘍内出血なのかはわかりませんでした。一度だけＣＴで出血の確認をしましたが、ご家族がそれ以上の精査は希望されず、そのまま安らかに亡くなられました。そのご家族からはご本人の希望に沿ったことを非常に感謝されました。

**上野**◉私は、死亡時の解剖が制度化されることを強く願っています。それができればかなりの確率で誤解を防げるでしょう。死因が不明な場合や争いが生じた時に必ず解剖が行われて、そうしたことに抵抗がない文化が定着すればいいと思います。

**宮子**◉私が勤めていた病院には病理医がいましたが、二〇年あまりの在職期間中、みるみるうちに病理解剖の承諾件数が減っていきました。確かに、以前は病理解剖の件数の多さが病院に対する信頼の証だから、なるべく交渉するようにという風潮がありました。しかし一〇年くらい前を境にだんだんと積極的に言わなくなりました。理由は、怒ってしまうご遺族が増えたために言いにくくなってしまったのです。

## 刑事裁判の一審有罪率はほぼ一〇〇%

**上野**◉専門性の話からいえば、裁判官は死因や病気の機序についてほとんど理解していません。だから何もわからないまま、証人に意見を言わせてどちらかに決めてしまいます。

**宮子**◉一審はともかく、高裁の裁判官も死因について興味を示していないように見えました。それはあとになって、早く裁判を終わらせたかったからだろうとわかりましたが、無罪の重大な要素として死因が脳梗塞だったという事実がありながらも、それが表立っては明らかにされないという、なんとも不思議な判決ですよね。

**上野**◉本件の特殊性というものはあります。おっしゃるように事件からすでに六年半が経過していてこれ以上長引かせたくない。差し戻してやり直せば、さらに二～三年かかってしまいます。すでに過失がないのはわかっているのだから、もうここで無罪判決を出すことを大事にしたのです。

**宮子**◉もしも高裁で死因を明らかにしようとすれば、差し戻す形になったわけですね。

**上野**◉そうです。もしくは控訴審で新たに証人を呼び、死因が窒息でないことを明らかにしたうえで無罪という形もありますが、昨今の流れとしては差し戻しでしょう。

**宮子**◉裁判にもトレンドがあるのですね。

**上野**◉特に、最近の刑事裁判は一審の有罪率は九九・九パーセントと言われるほどです。裁判になったからには有罪と書く「クセ」がついているため、裁判官も検察官が出したものを全く疑いません。一審の裁判官の判断はとくにひどいものでした。窒息と言っているのに、のどに詰まった物が何もないのです。救急隊員が喉頭鏡で開いて見て「何もない」と言っているのですから。もちろん吸引しても何も出ず、口腔内に食物が残っていただけなのです。検察側の医師証人も「施設の人間が窒息と言っている」と主張するだけで、では何が詰まっていたのですか？ と聞いても答えることができない。挙げ句に「口の中に残っていたものが、被告が背中をたたいた時にのどから出てきたのだ」と言うのです。ドーナツのような柔らかいものが、気道の曲がりくねった所を通り何も残さず舌の上に乗ることがあるのですか？ と問うと「なくはない」と言うのです。

さらに検察側の証人は「口の中にはもともとそこにあったものと、戻したものが両方あった」と主張したのに、裁判官は「口の中にあったものは、全部戻したものだった」と、証人ですら語っていないことを言い出し、有罪にしてしまいました。何をしても検察が上げてきたものを有罪にする、という考え方があったとしか思えません。

**編集部**——検察官のあり方についてはどう感じましたか?

**上野◉**検察官としては「こんな不注意を許したら介護現場で窒息事故が横行する、これを罰することができなかったらどうするんだ」ということを法廷で主張したかったのかもしれません。それに対し、ほとんど一〇〇%が有罪となる裁判の現状もあって、裁判官はここで無罪とすることに抵抗を感じたのではないでしょうか。

しかし、そもそも窒息の証拠が何もないのはおかしいのです。起訴時に窒息の診断書がなく、あるのは職員のヒヤリハットや振り返りの報告書だけで、しかもそれは事故を直接見ていなかった職員が書いたものでした。主治医は窒息かどうかわからないため、慎重に死因を低酸素脳症と書いていました。警察からは「窒息と書いてほしい」と頼まれたが、わからないのだからその医師は頑として書かなかった。

そのような条件にもかかわらず、窒息で起訴するという検察官の神経が私には理解ができませんでした。裁判で意見を求めた医師も、「警察は解剖すべきだった」とすごく強調していましたけれど、本当にそう思います。過失致死で死因が問題になっているのに、警察で解剖をしないなんてありえないことです。刑事事件なのでなおさらです。

**宮子◉**でも、刑事事件として起訴されたのは後になってからですから、警察が関わったのも亡くなられた後だったのですか?

**上野◉**事故が起きて入院し、亡くなる前からすでに警察がいて、主治医に窒息かどうかを聞いていました。そして死因を窒息と明記してほしいと主治医に迫っていました。しかし、事故直後に救急隊員が喉頭鏡で調べてものどの詰まりは認められなかった。主治医も窒息かどうかはわからないと判断したから死因は低酸素脳症と書いている。そして警察で解剖も行っていない。なのに検察官は「窒息」と断定し、過失致死による刑事事件として起訴しています。

**宮子◉**検察は警察からの情報を吟味したうえで、起訴するかどうかを決めているのではないのですか？

**上野◉**していないです。半年ぐらいで警察の捜査が終わって検察官に送検されました。「すみませんでした。見守りが足りませんでした」と職員らが書いた警察での調書をみても、検察官は新たな聞き直しはしていません。その後、検察官は被告だけを呼んで調書をとりましたが、そのまま追加の調べはせず、事故から一年後ぐらい経って急にポンと起訴しています。実はこれはよくあることなのです。悪く言えば、年末にたまっていた事件をそのまま上げたような感じです。重大事件ではなく、皆が過失を認めているから構わないだろうと思ったのでしょう。

**宮子◉**大掃除で残っていた事件を処理したみたいな扱いだったと？

**上野◉**そうです。死因の証拠もなく、検察官が聞き直しをしていないため、後の刑事裁判では警察が職員らから取った調書は排除されて、被告である看護師さんの調書だけしかなかったのです。また、起訴した時点で検察は事故が起きた食堂に何人の入所者がいたのかどうかさえ知りませんでした。どこに誰が座り、職員がどんなふうにおやつを配ったかも把握していません。

一方で我々は、その場面をビデオに撮りながら再現しました。看護師は注意をしながら一人ひとりに声をかけて配っていたこと、一七人の入所者がいて、配り終わるまでかなりの時間がかかったこと、途中で亡くなったご本人に配り、その後は別の利用者に配るため移動していたことがわかりました。ほかの職員に「日頃からこのようにしていたのですか？」と聞くと「いつもです」と答えました。看護師がご本人にドーナツを配ってから、その横に再びつくまでに三分近くかかったでしょうか。もちろんその間、他の職員がお茶を配ったりしています。再び横についた時も、ご本人を見ていますが、その時に異常は認めていません。しかし起訴状ではあたかもずっと側にいながら見逃していたような書き方がされていますが、それは事実ではありません。ご本人には早食べの傾向があったため、看護師が横についた時はすでに食べ終わっていたでしょう。

法廷以外で検察官と争点について協議する場があるのですが、そこで「見守り義務はいつ発生するのか？」と聞いたことがあります。座る前からなのか、座った後からなのか。検察官は「座る前は（見守り義務は）ないですね」と答えました。「では、座る前に食べ終わっていたら見守り義務はあるか」と聞いたら「ないですね」と。つまり自ら無罪と言っているのと同じです。「本件はそうなんだよ。あなたたちは全く調べていないからわからないと思うけど、ドーナツを配ってから横につくまで実際は三分かかっているんだ。すでに食べ終わっている時間だよ」と伝えたら困惑していましたけれど。

裁判官から「その話は公の場の話ではないから裁判では言うな」と言われましたが、構わずに法廷で「検察官の理屈だと無罪になる」と主張しました。すると検察官は「見守り義務を怠ったことではなく、ドーナツを配ったことそれ自体が過失である」と言い換えてきたのです。さらには「配っている最中も見守り義務が生じる」と言い始めました。

**編集部**――そうまでして有罪に持ち込もうとする背景には、高い有罪率に引きずられる習慣だけでなく、ご遺族の処罰感情に寄り添う正義感みたいなものがあったからでしょうか?

**上野**◉あったでしょうね。だからもし当時、例えば介護・看護職が現場の現状を伝える運動を盛んに行っていて、周囲の理解があり無罪の声が強ければ、裁判官の反応もまた違ったものになっていたかもしれません。しかし、そもそも本件は窒息の証拠がないということで、無罪にすべき事案でした。裁判には「無罪推定の原則」すなわち、少しでも合理的な疑いがあれば無罪にすべきだという大原則があります。それがきちんと適用されれば、こういう刑事裁判は起こされなかったでしょうし、無罪の判決が出たはずです。

本件では、窒息を起こさせるような物質がないではないか(証拠の不在)というのは合理的な疑いです。また、脳梗塞かもしれないではないか、事実脳梗塞の画像があるではないか(無罪の証拠の存在)、これも合理的な疑いです。これに対して、一審判決が示したのは「詰まったものが口腔内に戻った可能性がある」「脳梗塞は病院についてから起きた可能性がある」です。〝有罪の判決としての可能性がある〟と言うなんて、耳を疑う内容です。有罪には確固たる理由があるべきであるはずなのですから。

一方、高裁判決では、我々は窒息がなかったこと、脳梗塞であったことを強く主張しました。結審後も判決の前日まで意見書を取り、結局六通を提出しました。それでも裁判官は採用しないと言うので絶望していたくらいです。しかし、今から思えば「窒息ではない」ことがさまざまな経緯からわかっていたのだと思います。無罪に至る足場ができつつ、一方で過失がないこともわかったので無罪判決が出たのです。

しかし個人的には、たとえ窒息であっても被告に過失はないという判決まで勝ち取りたかった。なぜなら、無罪推定の原則から考えて、被告が一週間分の記録を見ることはできなかったこと、義務づけられていなかったこと、介護職から食事の変更が伝えられていなかったことからすれば、たとえ窒息だったとしても看護師に過失はないと言ってよいと思うからです。

さらには、窒息の有無に関し、双方の意見書を見たうえで、裁判官はどちらが科学的かをふまえて窒息について判断してほしかったです。科学的な専門性においては、裁判官は証言者の医師よりも劣るわけですから、きちんと科学的に根拠のある主張に耳を傾けてほしかった。刑事裁判では、無罪推定プラス科学的根拠という、合理性のある主張を尊重する立場を大事にしてほしいと思います。

**編集部**――今回、六人の医師に意見書を求められたのは異例なことなのですか?

**上野**◉異例です。普通はそこまでしません。専門家の医師と関わりの深い弁護士に頼り、その分野では権威と言われる医師を探して意見をうかがいました。先生たちの意見書は裁判官を動かしたし、

表　死因についての専門家の見解

| | 第一審 | | | 控訴審 | | |
|---|---|---|---|---|---|---|
| 医師 | U医師 | N教授 | F医師 | Y医師ほか 放射線科医師３人 | Y教授 | H教授 |
| 申請 | 検察官 | 検察官 | 弁護人 | 弁護人 | 弁護人 | 弁護人 |
| 経歴等 | 搬送先病院の主治医 | 大学病院分院の救急科教授 | リハビリテーション科医師（元脳神経外科医） | オートプシーイメージングの専門家 | 救急医学教授（前日本救急医学会代表理事） | 脳神経外科教授（元大学病院長） |
| 死因 | 脳梗塞 | 窒息 | 脳梗塞 | 脳梗塞 | 脳梗塞 | 脳梗塞 |

窒息ではないという事実が知られることで全国的な支援の輪も広がりました。過失でも窒息でもないという二つの柱があったことで、応援してくれる方々が増えたのです。科学的・医学的な探究が無罪を求める運動に結び付きました。

**宮子**◉支援の輪は大きいほど力になりますよね。

**上野**◉全国の看護系大学の学長や教授の方々が、無罪を求める声明を出してくれたりしましたから。

**編集部**——職業の違いで本件の見え方、受け取り方の違いは感じましたか？

**上野**◉医師の間にも、ご自身の普段の経験から「これは窒息だ」という意見は少なくありませんでした。しかし、ご自身の経験した事例で窒息の確認をされたのでしょうか？　と聞くと、「確認はしてないけど窒息で間違いないよ」と言い切るのです。医師の間にも窒息について思い込みができあがっているのかもしれません。それが先ほど述べた世界の「気道閉塞を生じた食物の誤嚥」による死亡者数の約三割を日本人が占めているという結果につながっているのでしょう。

あと、介護職の方々は本当に仕事に真面目に取り組まれているので、何とかして守ってあげたいと思いました。看護師とはまた考え方が違いますよね。介護職は、終の棲家である施設で亡くなるまでどう面倒をみて、どう看取るかを考えていて、危険をすべて排除し管理するよりは、楽しく暮らせるようにしてあげたいと願っています。一方で、病院の看護師は絶対に死なせないという考えが基本にありますから、リスクのとらえ方もおのずと違ってきます。個人的には、看護職ももっと介護職に近い感覚をもつことができればよいのではないかと思っています。しかし実際には、介護の現場でもリスクへの危機感が高まり、食事は細かく分けて提供しましょうと、管理を強める方向に向かっています。

**宮子**◉論点がずれるかもしれませんが、今回のコロナウイルスの対応を見てもゼロリスクを目指している印象があって、そこにはリスクを受け入れられない国民性があるように感じてしまいます。普段リベラルな人でさえ、少しでも危険があれば「陽性だったら強制的に隔離しろ！」という方向に、傾きやすい傾向がある。私は精神科での経験が長いので「隔離」とか「拘束」と聞くととても警戒してしまうのです。

法曹界でも、おそらく裁判官になる人、検事になる人、弁護士になる人ごとに性格に違いがあるのだと思いますが、私たちも精神科の看護師、救急の看護師、感染管理の看護師とそれぞれ全く違います。精神科についていえば、人間の完璧ではない部分を許せる緩さがないと、この領域では働けません。また、自粛や隔離が精神衛生に及ぼす問題も気になります。こうした医療者それぞれの感覚の違いを持ち寄るのも大事だと思いました。

＊

今回は看護職である私が、おもに看護や介護の現場で働く人々の立場から、被告となった准看護師の方に寄り添われた弁護士である上野先生にお話を伺いました。ほとんどの看護職には刑事裁判にかかわるような経験がありませんが、この裁判で争われたことは、すべての看護・介護従事者にとって他人事ではなく切実な問題だからです。

七年前に老人保健施設あずみの里で起きてしまった不幸な出来事。そこに生じたご遺族の疑念。さまざまな当事者の立場……。今回うかがったお話から、その疑念についての真実を明らかにする長い裁判のプロセスがよくわかりました。本来はケアを必要とする人を護り、支えるための現場が深刻なリスクといつも隣合わせであり、そこには誰も望まない対立や齟齬のきっかけが潜んでいることを改めて痛感します。

被告だった准看護師の方の無罪判決が確定し、ご本人にどれほどの安堵がもたらされたことか、それまでの苦しみを考えると胸が痛みます。しかしまた一方で、この裁判と判決の長い道のりがご遺族にとってどのようなものであったかを考えることも、私たちは忘れてはならないと思います。

（二〇二〇年八月二七日 上野廣元法律事務所にて）

# 〈解説〉医療・介護事故における刑事弁護

水谷 渉
みずたに・わたる◉駒込たつき法律事務所

医療事故・介護事故では刑事捜査の対象となるケースは少数で、かつ当事者としても伏せておきたい出来事であるため、語られることは多くない。だが、図1のとおり二〇一六年では全国で年間四三件の送検事案（警察から検察に事件記録が送られること。送付を受けた検察庁で起訴または不起訴の判断をする）があり、これはひととおり刑事捜査が行われた結果を示している。

## 医療事故・介護事故の刑事事件の負担の重さ

看護師が医療事故に巻き込まれ、刑事捜査が始まってしまうと、きわめて悲惨な事態になる。警察の取り調べは朝から夕方まで続くこともあり、医療現場をまったく知らない、共感力の乏しい警察官に事情を細かく説明するのはたいへんな負担であり、精神的にも体力的にも疲弊する。いつ終わるとも知れない長い取り調べに疲れてしまい、あきらめが生じた挙げ句、警察官の誘導に従って調書が作成されてしまったケースもある。その結果、いわれなき罪に問われる場合もある。二〇〇七年に北九

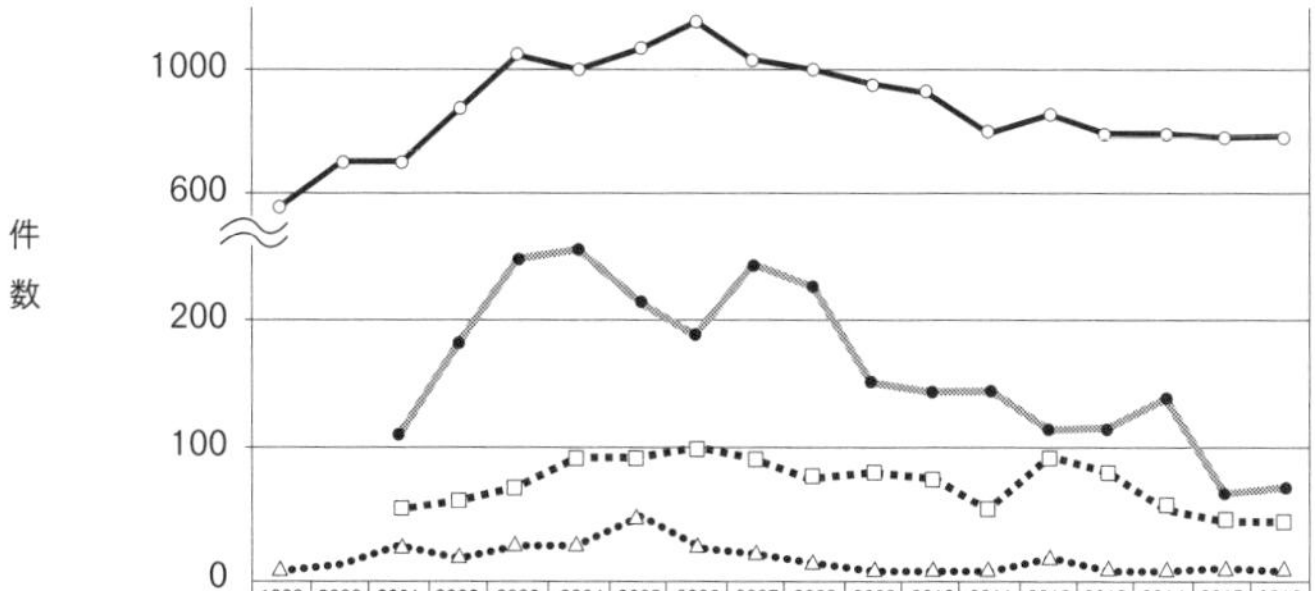


| | 1999 | 2000 | 2001 | 2002 | 2003 | 2004 | 2005 | 2006 | 2007 | 2008 | 2009 | 2010 | 2011 | 2012 | 2013 | 2014 | 2015 | 2016 |
|---|---|---|---|---|---|---|---|---|---|---|---|---|---|---|---|---|---|---|
| 警察への届け出総数 | | | 105 | 185 | 250 | 255 | 214 | 190 | 246 | 226 | 152 | 141 | 146 | 117 | 114 | 137 | 65 | 68 |
| 立件送致数 | | | 51 | 58 | 68 | 91 | 91 | 98 | 92 | 79 | 81 | 75 | 54 | 93 | 81 | 55 | 43 | 43 |
| 刑事裁判件数 | 2 | 5 | 18 | 10 | 20 | 24 | 47 | 21 | 14 | 9 | 4 | 4 | 0 | 11 | 5 | 1 | 5 | 2 |
| 民事裁判件数 | 569 | 691 | 722 | 869 | 1035 | 1004 | 1062 | 1139 | 1027 | 986 | 952 | 921 | 801 | 844 | 803 | 793 | 787 | 789 |

（件数）

※刑事裁判および民事裁判の件数は確定時の年で定義。

**図１　医療行為と刑事責任（中間報告）の公表について〈厚生労働省〉**
（https://www.mhlw.go.jp/content/10800000/000580975.pdf）

州市で起きた、いわゆる「爪はがし事件」では、看護師が逮捕・勾留後に一審有罪となり、控訴審で無罪となった。また、二〇〇三年に滋賀県で起きた湖東記念病院事件で、不当な取り調べにより「呼吸器を外した」と自白した看護助手は、一度懲役刑が確定し、刑務所で服役した後に再審無罪となった。

　車を運転する人であれば、突然、警察官に道端で車の停止を求められた経験があると思う。やましいことがなくても何か自分が悪いことをしてしまったのではないかと、緊張に包まれるものである。取り調べでは、その緊張がずっと続く。それは「会話」と呼べるような通常のコミュニケーションではない。捜査機関からすれば、犯罪を立証するための証拠収集と責任追及の作業である。おのずと、有罪に誘導する供述調書が作成される。これに理路整然と反論し、抵抗することは多くの人にとって難しいだろう。

　とにかく罪を認めるまで、取り調べが続けられることもある。そこで、とりあえず捜査で罪を認めてしまい、裁判所で真実を明らかにしてもらおうという期待を抱いてはいけない。多くの冤罪経験者がそのために

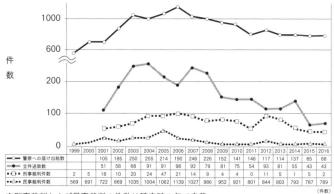

後悔をしている。そんな状況で自分たちの真実をきちんと伝えるためには、刑事弁護人が必要だ。だがそれで裁判により無罪が証明されたとしても、かかった費用は原則として当事者の負担である。失われる社会的信用と時間も含め、個人的な損失は甚大なものである。

一方、勤めている病院にとってはどうだろう。被疑者の取り調べの日に合わせて当該看護師の勤務シフトに配慮をする必要があり、場合によっては同一の職場で複数の看護師が捜査の対象となることもあって、調整の手間も大きな負担となる。また、警察から提出が求められる関係書類は膨大な量のため、事務部門も大変な作業を強いられることになる。

## 国選弁護と医療刑事事件の関係

刑事事件には国選弁護制度がある。これは、私選弁護人のついていない被告人に裁判所が弁護人を選任する制度だ。平成一八年から被疑者国選制度がスタートし、起訴前の段階にも国選弁護人がつくように拡充された。

ただ、この国選弁護制度は医療に関連する刑事事件ではあまり期待ができない。なぜなら、基本的に医療関連事件の重要部分は起訴前の弁護活動であり、起訴をされないように証拠を収集し主張を尽くすことがポイントなのだが、そもそも医療関連事件の多くは在宅（身柄拘束なし）のまま進むため、国選弁護人がつかないのである（図2を参照）。またこの制度では弁護士を選ぶことができないため、弁護士としての対応に限界が生じる場合もある。そこで、私選弁護人に頼ることが現実的な選択肢となる。

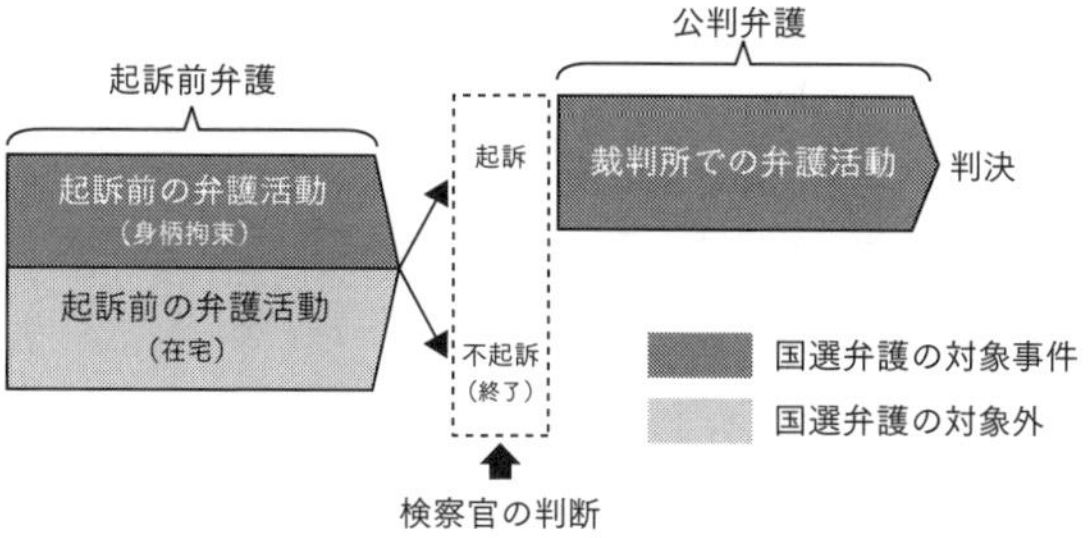


図２　国選弁護人制度の概要

## 私選弁護人の選任

私選弁護人を選任する場合、身近に相談できる弁護士がいるかどうかが問題となる。勤務先の病院がある程度の規模であれば、そこには顧問弁護士がいる。しかし、病院の顧問弁護士は、被疑者となった看護師の弁護を断る場合が少なくない。なぜなら、もし事故の当事者である看護師に過失があるようなら、病院の立場として職員である看護師を処分する必要が生じる。その場合、病院と看護師は対立関係となり、両方の弁護を引き受けてしまうと利益相反となってしまうからだ。

そうなると、看護師は自力で医療に詳しい弁護士を探さなければならないが、とりわけ社会人経験が浅い若手の看護師の場合、夜勤をこなしつつ適切な弁護士を探すことは困難だろう。あずみの里事件の場合、勤務先の社会福祉法人が当初から無罪を確信し、被告となった准看護師を守る英断を下した。これはむしろ例外的なケースだと思われる。

## 専門家賠償責任保険と刑事弁護費用特約

医療事件の弁護費用は高額である。弁護士に支払う着手金や報酬のほか、複数の専門家（多くの場合は医師）に意見書を依頼する費用などが発生する。

当事者が医師の場合、一般に販売されている損害保険会社の勤務医賠償責任保険には、平成二五年に医師賠償責任保険に刑事弁護費用特約が付帯され、警察から検察へ事件が「送検」された場合には、最大五〇〇万円まで保険から支払われるようになった（ただし、有罪判決を受けた場合には支払われない）。これに加入していれば、弁護費用を保険金で賄うことができるし、保険会社によっては、医療に詳しい弁護士を紹介してくれることもあるようだ。

一方、日本看護協会の看護職賠償責任保険は、低額の保険料で充実した補償が受けられ、優れた設計の賠償責任保険であるが、刑事弁護費用特約は付帯されていない。もし今回の裁判のような事態に看護師が直面すると、ここまでに述べたさまざまな不利益や負担を抱え込むことになるため、看護職に向けてもこうした制度が設けられることが望まれる。

＊

熟練した看護師であっても、たまたま刑事事件に巻き込まれることがある。個人の能力ではどのようにしてもコントロールできないリスクである。刑事捜査に対応する負担は大きい一方で、全国レベルで見ても件数は多くないため、適切な対応とアドバイスは得られにくい。

多くの看護師は立派な志を抱いて、病気の患者を守り助けている。同様に、刑事事件に巻き込まれた看護師を精神的・経済的にサポートする体制も必要である。

# ケアの現場から考える「予見可能性」

ちょうかい・ふさえ◉NPO法人メイアイヘルプユー 理事

鳥海 房枝

## 〝今できること〟を先延ばしにしない

特別養護老人ホームで女性入居者が死亡し、誤嚥・窒息事故によるものとして立件され、准看護師が刑事事件の被告になったという報道を目にして、まず頭に浮かんだのは「?(なぜ)」という疑問符だった。裁判が「無罪」確定したことはひとまず「良かった」と素直に思う一方で、自分自身の体験に基づくこの疑問を通して、介護や看護の現場がこの出来事に何を学ぶべきかを考えてみたい。

私が保健師として高齢者にかかわる部署にいた期間は二五年に及ぶ。在宅で介護を必要としている、いわゆる寝たきり状態にある人々への支援を皮切りに、最後は入居定員一二〇人、短期入所四〇人という大型の特別養護老人ホーム(以下、特養)の立ち上げと運営に携わった。この特養が発足したのは、介護保険前夜ともいわれた一九九八年四月である。開設準備から始まって二〇〇七年三月まで副施設長として勤務し、その後は同施設の総合ケアアドバイザーを二〇一二年まで務めた。現在は福祉領域の第三者評価機関に属し、特養や老人保健施設、認知症のグループホームなどさまざまな現場へ評価者として訪れている。

自身が特養にかかわった一四年間で、配置医師によって誤嚥・窒息の死亡診断書が発行された件数は三件である。いずれの当事者も比較的自立度が高く、二人は杖・車いす自走で自由に移動ができる利用者であり、残る一人も食事摂取は自立していた。三人に共通していたのは、「早食べ」「丸飲み」気味の食習慣である。誤嚥・窒息事故の発生場所は一人が食事中、二人は居室でパンやまんじゅうを口内に残し呼吸停止している状態を居室巡回の職員が発見している。

さらに、入居後二日目で配置医師の診察もまだ受けていない状態の入居者が、食事中に意識喪失となったこともある。救急搬送先の医師が「〝着死〟(病院到着前に死亡している)状態なので、死亡診断書の発行はできない」という見解を示したため、警察に届け出て警察医の検死を受けることになった。その結果、心臓病か脳卒中の発作が先に起こっていて、誤嚥・窒息の所見はないと診断された。医師からそのことをていねいに説明すると、ご遺族も納得をされた(その際、もしも納得ができなかったり、疑問点などがあれば、解剖を行って詳細を明らかにすることができることも伝えられた)。

亡くなった利用者に救急搬送時から付き添い、警察医による家族への検死説明まで同席した職員は、「警察に届けてよかった。食事の最中だったので誤嚥事故かと一瞬は思ったけれど、実際は違っていた。安易に誤嚥・窒息などと思い込んではいけない。それは、医師が診察をして判断する範囲のことであることがわかった」と報告している。

さらにもう一つ例を挙げよう。脳梗塞で右半身に軽い麻痺と失語症があるが、自立歩行ができる利用者で、やはり早食べの習慣があった。ある日、義歯が見当たらないため、飲み込んでしまったかもしれないと判断し緊急受診したところ、X線撮影で咽頭部にあるのがわかり処置を受けた。

その後、親族らの集まりに連れていきたいというご家族の希望があり、親子・孫の六人で利用者夫婦の出身地まで車で出かけた。大宴会を済ませた翌日、その利用者は旅館の朝食時に誤嚥を起こし救急搬送先の病院で亡くなった。これを知った担当介護職員は、「〝よい機会なので、ぜひ出かけて〟と、自分が後押しをした結果、こんなことに……」と罪悪感を抱き、ひどく落ち込んでしまった。

ところが、ご家族は「冥途の土産になった。死んだあとに親族が通夜や告別式に来てくれて対面するよりも、生きているうちに皆と会えて、いい顔を見せることができてよかった。だから旅行を勧めてくれた職員の方に感謝している」と、後日報告に来てくれた。この言葉でその職員は立ち直り、「人はいずれ衰え、いつか必ず〝その時〟が来る。だからこそ、今できることを先延ばしにしないケアを家族とともに考えることの大切さを、改めて認識している」という。

## 介護に伴うリスクとは

介護の世界で三大ケアとして重視されているものが、食事・排泄・入浴ケアである。高齢による機能低下は順番にまず入浴動作、次に排泄動作、最後に食事動作への支援が必要となる。それぞれに特徴的なリスクがあり、入浴支援では移動時の転倒や転落、浴槽での溺水と溺死が挙げられる。命の危険を伴う支援のため職員もそのリスクを認識しやすく、支援時に傍らにつくことで発生を予防している。また、浴槽の形状などの環境も予防に関係する。

排泄動作では、それに伴う命の危険はまずないといえる。しかし排泄は、人ができるかぎり自分自身の力で行いたい動作でもあるため、近年は安易におむつを使用したり体動を抑制することを控え、トイレでの排泄を目指す自立支援が重視されている。おむつを外したり便をいじったりすることを防ぐ目的で、つなぎ服やミトン型の手袋を利用することは身体拘束と受け止められる。また、排泄時の羞恥心に配慮せず、人としての尊厳を奪うことは認知症の症状を進行させる要因となる。すでに症状が進んでいる場合には、便・尿意の違和感から思わぬ動作につながり、転倒事故の発生に大きく影響する。

食事動作では、ふだん自分自身で食べていたものが、咀嚼・嚥下機能の低下によって食事の形態を見直す時期が来る。ただしこれには個人差があり、例えば歯が三本だけしか残っていなかったり、すべて失われた状態でも通常の食事に支障がない高齢者もいる。こうしたケースに遭遇すると、生活習慣の「偉大さ」を実感させられる。また、咀嚼が難しくなり、食事形態をミキサータイプに移行しても、自力で摂取ができる利用者もいれば、認知症の進行で咀嚼をしなくなったり、手で口に食べ物を運ぶために必要な「協調運動」の能力が低下する状態も出現し、そうなれば食事介助が必要となる。言葉を話す力を獲得した人間は、嚥下のための咽頭構造が乳児から成人にかけて変化し、そのことで誤嚥を誘発しやすいのだという。一日三回の食事ごとに行う食事介助は、常に生命にかかわるリスクをはらんでおり、細心の注意が求められるため、介護職にはそのための知識と技術が必要となる。

## 予見できても防げない

予見可能性とは、つまり「このようなことが発生することを予測できたかどうか」である。しかしどのような特養でも誤嚥や窒息、溺水や溺死、転倒骨折などのリスクが皆無な利用者はいない。なぜなら、そのような事故は自宅で暮らす人にも発生しうる、生活に伴うリスクだからだ。年齢を重ねれば誰に起きてもおかしくないのである。

あずみの里の例では、誤嚥・窒息の有無とは別に、利用者には自ら食べる力があった。私自身がこれまでにかかわったケースでも、やはり自力で食事を摂取ができる早食べ・丸飲み傾向の利用者に誤嚥・窒息の死亡例が発生している。誤嚥・窒息事故と聞けば、それは介助方法に問題があったのではないかと受け止められがちだが、むしろ生活習慣による食べ方が大きく関係しているはずだと実感していた私は、改めてこの機会に特養で働く数人の看護職に尋ねてみたが、だれもがそれに同意してくれた。

私が働いた職場では、こうした「早食べ・丸飲み」傾向があり、せき込んだりむせることが多い利用者が食事を摂る際は、職員が目の届く範囲にいるようにしていた。だが、居室でパンやまんじゅうを口にして亡くなったことがあっても、食べ物の購入や家族の持ち込み、居室での飲食を禁止しなかった。特養は生活の場であり刑務所ではないからだ。

利用者の家族には、身体拘束をしないことも含めて、生活に伴うリスクはゼロではないことを、契約書で示しつつ繰り返し説明した。それは、もしものときの言い訳などではなく、老いて死に向かうプロセスで身体機能の低下が引き起こしうる事象を家族に伝え共有しながら、利用者本人にとってより良いケアを目指すためである。家族をサービスの対象とするのではなく、リスクも説明しながら、利用者にとってより良い暮らしをともに考える関係づくりに努めたのだ。

ある意味で、事故はすべて予見ができる。しかし、だからといって防げるかといえばそれは不可能だ。繰り返すが、だれもが生活上背負うリスクは、施設に入居してもついてくる。この事実を職員と家族がどれだけ共有できるかが何よりも重要である。家族に現場の状況を理解してもらうにはどうすればよいか。例えば、各居住フロアに配置されている職員紹介のコーナーをつくり、そこに「現在勤務中」と書かれたカードを立てれば、実際に稼働している勤務者数がわかる。一人の介護者が三人の高齢者を三六五日・二四時間介護する。これが三対一という職員配置であることが実感として伝わるだろう*。私は実際にそれをやってみて、多くの人から現場の実情を理解してもらえた。安全・安心という言葉が簡単に口にされる世の中の風潮には疑問を感じるのだ。

＊筆者補足：介護職員は8時間勤務で年間稼働数は210〜230日程度。この前提で365日・24時間の利用者の暮らしに3対1職員配置を当てはめると、15対1程度になる。

高齢者の入居施設でも、老いにまつわる機能低下によって発生する「事故」は、大部分が予見可能ということになるだろうが、これも生活行為（動作）の過程にかかわっており、直接介護をしている中でというより、利用者自らが動く（動ける）ことによって発生しているからである。とくに転倒と称される事故の多くは、居室やトイレ付近で起きているのである。

## 見たまま、聞いたまま、触れたままを書く

今回の裁判では、介護現場での事故・ヒヤリハット報告についても考えさせられた。二〇二一年の介護保険改定を控え、介護給付費分科会で「リスクマネジメント」として「事故報告が保険者である市町村によってばらつきがあるため、国が統一の報告様式を作成する必要がある」旨の議論がされているという。

確かに介護保険では、利用者・事業者どちら側の原因かは問わず、サービス提供中に発生した「介護事故」は、保険者である市区町村に報告する義務が事業者にあるとされている。ところが何を「介護事故」とするのか、さらにどのレベルの事故について報告義務があるのか、この部分についての議論が不十分なまま今日を迎えている。介護保険法では事故報告書を提出する基準として、①サービス提供中に発生した重症または死亡事故、ただし利用者とトラブルが予測される場合も含む、②食中毒及び感染症等の発生（法令で保健所への通報義務がある事故）、③職員の法令違反・不祥事（利用者の

処遇に影響があるもの）、④その他、報告が必要と認められる事故としている。

特に①の報告基準が保険者によって違っていることが平成二〇年度の「高齢者介護施設における介護事故の実態及び対応策の在り方に関する調査研究事業、三菱総研」によって明らかになり、この時、事故の定義と報告基準等の標準化が課題とされた。そして平成二二年度の「介護施設における介護サービスに関連する事故の実態及び対応策の在り方に関する調査研究事業、三菱総研」では、同委員会案として「介護事故の定義及び国で収集する事故情報の範囲と枠組み」を示している。

この案作成時に参考にされたのが、『医療における事故報告の範囲を規定した、厚生労働省「事故報告範囲検討会」の「報告の範囲の考え方」』である。介護事故が医療事故と対比して論じられる場面があるが、これについては今日の状況からみると違和感がある。患者への影響度から事故のレベルが統一され、３～５（レベル３と４は、ａとｂの二段階）までの八段階とし、レベル３ｂ以上を日本医療機能評価機構へ報告義務を課している。レベル３ａ以下はインシデントとして当該の医療機関内で処理することも含めて、全国一律の基準になっている。そのため医療事故の発生件数や、その内容の年度比較が可能になり、結果も公表されている。

一方、多くの介護現場では、事故（アクシデント）、ヒヤリハット（インシデント）で報告様式を違え、どちらを作成するかの判断を職員に任せているところすらある。なお、ＳＨＥＬ分析（Software, Hardware, Environment, Liveware の四項目に沿って事故を分析すること）の手法などを用いて同じ様式を使っている事業所もあるが、少数にとどまっている。私が第三者評価で事業所を訪れた時、必ずこれらの報告書を二年分見せてもらっているが、事故とヒヤリハット報告書の作成基準が、事業所それぞれで違っていることがわかる。例えば、程度の大きさにかかわらず皮膚損傷は「事故」、起こしそうになった時は「ヒヤリハット」とする事業所や、医療機関受診をすれば結果にかかわらず「事故」としているなどだ。

また、様式が異なる施設の職員は、ヒヤリハット報告であれば書きやすく、事故報告書の作成は気が重いという傾向があるそうだ。理由は、前者は様式が簡単だが、後者は原因から再発予防策まで発見者の記載事項がたくさんあるからだ。書かれる内容も偏りがちであり、再発予防策は「見守りの強化」が最も多い。ヒヤリハットは、多くの事業所が「ハッとした」「ヒヤリとした」ら書くとしており、もっぱら職員の感性に任せられ、標準化されていない。

先述のとおり、介護現場でのアクシデント・インシデントは利用者自らが動いたことで生じる事象が珍しくない。例えば、原因を「転倒」とされている骨折の多くは、居室のベッド周囲やトイレで床に横たわっている状態で発見されるため、実のところ、どのようにしてその姿勢になったのかを職員が目にしていることはまれである。にもかかわらず、報告書に「転倒」や「転落」と明記している事業所は少なくない。摂食中の意識消失も同様に、「誤嚥」と「窒息」によってのみ発生するわけではなく、それは医師が診断するものである。看護職と介護職は、自分たちの見たまま、聞いたまま、触れたままを書く必要がある。決して診断をしてはならない。これが本事件からのもう一つの学びであり、それが利用者と職員の双方を守ることにつながるのだと強く感じている。

# 看護と介護のはざまで

工藤うみ

くどう・うみ◉弘前医療福祉大学保健学部看護学科 准教授

あずみの里裁判について、何人かの看護職と話をした。「訴えられて気の毒だとは思うけど、気をつけてないとダメだよね」と、病院の看護職は口を揃えた。かつて特別養護老人ホーム（以下、特養）の看護職だった私は「いや、そういうことではないのだ」と説明しようとするが、うまく伝わらない。特養という場で看護が何をしているのかを知らなければ、あずみの里裁判の論点は確かにわかりにくい。だから私は、特養での看護を自分が経験したままに、ここに書くことにした。

すべてを伝えることはできない。それでも、「ダメ」と一刀両断しようとする看護職たちに一瞬でも考えてほしいのである。まだあまり知られていない、特養という場での新しい看護のかたちの可能性について。

## 食べ方がいつもと違う

「看護師さん、いつもならあや子さん（仮名）、おかずとご飯、交互に食べるのに、今日は食べ方が違う。おかずばっかりどんどん減って、ご飯がまだ残ってる。熱でもあるんじゃないかな」

夕食時、お茶の配膳に回っていた一人の介護職員が、夕食後の与薬に回っていた私をすれ違いざまに呼び止めた。あや子さんに目をやると、いつもどおり右手に箸をきれいに持ち、左手にお椀を載せて味噌汁をすすっていた。やや仙骨座り（背もたれに寄りかかり、お尻が前に滑って骨盤が後傾した状態）で足を組む癖も同じだった。特養に入職したばかりだった私は、食べる順番がいつもと違うことと体調の変化が結びつかない。〈考えすぎじゃない？〉と思いつつ、「そうですか。一応、熱測ってみましょうか」と介護ステーションにも常備してある体温計を取りに行く。「ごめんね～」といいながら食事中のあや子さんに手を一旦止めてもらい、そのすきに体温計を脇の下にはさんだ。「ピピッ」と鳴った体温計に示された数字は三六度八分。私は、〈やっぱり熱なんてないじゃない〉と心の中でつぶやきながら、「大丈夫みたいですね」と介護職員には伝え、中断されていた与薬を急いで再開する。「いちおう、主任（介護主任）に報告して夜間の検温者に入れてもらいます」という介護職員の声を背中で受ける。

与薬が終わり医務室に戻った私は、あや子さんにまつわる介護職員とのやり取りを同僚の看護職員に話してみた。「食べる順番と熱なんて関係ないですよね。いつもと違う順番でご飯食べたい時だってありますよ」と介護職員の見立てを否定する私に、「でも、介護さんのそういうのって案外当たってたりするんだよね」と笑いながら言った看護職員がいた。特養での看護を長く経験しているベテランであった。その言葉の深さをまだ知らない私は「ふ〜ん」と聞き流した。

翌日出勤すると、「昨日あの後、やっぱりあや子さん熱上がったんだって」と同僚の看護職員が私に囁いた。介護記録を確認すると、夜間帯二〇時に三八度近くまで発熱していた。夜勤の介護職員の手によって、こまめな水分補給と保温が施されていた。あの介護職員が様子の変化に気づいてくれなければ、あや子さんは夜間帯を苦しい思いで過ごしたかもしれない。記録を目で追いながら、昨日の自分の浅はかさが恥ずかしくなり、顔が熱くなるのを感じた。しかしなぜ、ご飯の食べ方が体調変化の前触れとしてあの介護職員にはキャッチされたのだろうか。気持ちを切り替え、昨日の介護職員を探し、聞いてみた。

私――「昨日、ご飯の食べ方の違いで熱があるかもって考えたのは何故なんですか？」

介護職員――「いつもと違うから何となく変だな〜と思って」

## 介護の目が、看護の目となる

〝いつもと違う〟。これが介護職員のリスクアセスメントの原理であり、シンプルでありながら広範、簡単そうでありながら訓練を必要とするスキルである。これらは教科書を暗記して身につけるものではなく、自らの目を、耳を、手を、心を動かしながら、生きて動いている利用者を通して学ばれる。「声がかすれている」「口の開きが悪い」「元気がない」「鼻水がでている」「汗が多い」「いつもより一枚多く着ている」「何となく体が熱い」「首が赤い」「目やにが多い」「寒がっている」……。

介護職員たちは「〇〇さんのいつもの状態」を念頭に置きながら、頭のてっぺんから足の先まで観察し、〝いつもと違う〟ことを体調変化の前触れとしてキャッチする。そしてそれを看護職に情報として伝える。看護職はそのようにして介護職の目が捉えた情報をもとに必要なケアを組み立て、場合によっては医師と連携し治療につなげる。利用者の体調の変化に関して、看護職が第一発見者となることは特養ではあまりない。利用者五〇〜一三〇人に対し常勤換算で三名以上という看護職の配置基準を考えれば当然である。それに比べ、日常生活援助の主体である介護職は利用者の心身に常に触れている。そうして、介護の目が看護の目となり、ケアが展開される。これが特養における看護職と介護職の情報共有であり、連携である。

病院で働く看護職たちは、おそらく違和感を抱くであろう。「そんな抽象的で主観的なものはデータにならない」「医学的知識を学んできた看護師がきちんと観察すべきだ」という声が頭をよぎる。もちろん、特養でも体調を崩している利用者や退院後まもない利用者、看取り期の利用者などについては看護職による独自の観察体制が敷かれている。しかし、介護職員が「大丈夫」「いつもどおり」と判断した利用者のところに、看護職員が「いや、でも違うかもしれない」「介護職員が見落としているかも」とわざわざ足を運ぶことはほとんどない。看護職の配置数からして現実的に不可能であるし、介護の目を看護の目とするそのやり方で、不都合なことは実際のところあまりない。

## 介護の申し送りノート

裁判では、介護の申し送りノートにおける情報共有がひとつの争点となっていた。この「介護の申し送りノート」とはいったいどんなものなのであろうか。

私の知る限り、それは利用者の生活全般に関するほほえましく雑多な内容であふれている。例えば「冷蔵庫に預かっている差し入れのシュークリームの賞味期限」だったり、「長袖の下着があと何枚必要かを、面会人が来た時に伝える衣替えのお願い」であったり、「相性が合わない利用者どうしの食堂の席の工夫」や、「お膳につけるご飯のお供」「たらこや梅干しなどに関する日替わりの利用者の希望」だったりする。

私は、初めてこの「介護の申し送りノート」なるものを読んだとき、看護の申し送りノートとあまりにも違うことに驚いた。なぜこんな些細なことが、介護職の間で毎日毎日ていねいに申し送られるのか。看護の場合であれば、それは患者の事故や死に直結する重大事項、例えばインシデントなどを周知するための意味を持つ。だから「介護の申し送りノート」の内容が取るに足りないちっぽけなものに感じたのである。しかし、今ではわかる。その毎日毎日の小さなことの積み重ねが、その人の暮らしになることを、介護職はとても大切にしている。なぜならそれが「生活すること」であり「生きている」ということだからである。だから忘れないように何度も何度も申し送る。ゆえに、介護の申し送りノートは、看護が利用者の健康状態を把握するために必要なものの類として位置づけられていない。実際、あずみの里でもそうであった。看護職に必要な利用者の健康に関する情報は別の方法で共有される。だからノートの情報までをも拾い上げなければならないという主張は、介護現場の現実にはなじまない。

このように、今回の裁判とそれに連なる人々のさまざまな言葉の中には、特養という場所とそこで働く看護職の役割機能に関する、世間一般の理解不足を垣間見ることができる。「絶対にあってはならないこと」「それは大鉄則」と言い切る「優秀な」看護師や「教授」らの言葉も同様である。

特養は治療の場ではない。そのことは常勤医が義務付けされていないことと、同じ介護保険施設である老人保健施設と比べても極端に少ない看護職の配置数に現れている。そこは生活の場である。疾患や障害や老いによって不自由な体になりつつも、人間らしく生きていく場である。人生の最後に行き着いた暮らしの場であり、終の住処でもある。実際、利用者は入居にあたり、自宅から特養の住所へ住民票が移される。観念ではない現実としての終の住処なのである。この事実を知ったとき、「暮らしの場」という言葉が初めて身に迫る感覚をおぼえた。また、特養の利用者の入居期間は一〇年を超えることが多く、二〇年以上になる場合も稀ではない。ここにも観念ではない「日常」があり、この圧倒的な時間の厚みがまた、普通の生活を大切にする方向へと向かわせる。

入居準備のため、病院にいる高齢者に会いに行くと、つなぎ服を着せられ、車椅子に安全ベルトで体を固定されていることが多かった。それは事故を最小にしようとした結果であることを私も理解している。特養ではそのような人をひとり、またひとりと迎え入れ、歩かせてみる。食べさせてみる。普段着を着せる。髪を梳かす。オムツも外してみる。トイレで排泄させてみる。一緒に出かける。おやつも楽しむ。明日着る服を自分で選んでもらう。暖かい湯船につからせてみる……。

入居後、しばらくすると痩けてた顔がふっくらしていく。目にも生気が宿るようになる。お風呂で温まりピンク色に変わった頬をこちらに向けて、気持ち良さそうに髪をドライヤーで乾かしてもらっている。おむつが外され介護職員と一緒にトイレに向かう後ろ姿を見かける。「あの人が人間に戻った」と感じる瞬間である。

## 介護と看護のグラデーション

臨床倫理学の清水哲郎先生（現・岩手保健医療大学学長）は、人の命を生物学的生命と、物語られる命の二重構造として説明する。人間には、生まれ、成長し、老い、死ぬ、という生命体としての命がある。その命をつかって人生という物語を生きる。私は特養という場に介護と看護のふたつの職種が存在することでこの二重性が保たれ、命が立ち上がると考えている。

介護と看護は「生活援助」という根幹を同じくする。看護は医療現場で、介護は福祉現場で育まれてきたため、看護職には生物学的生命を見る目が自然に身につき、介護職は物語られる命を見る目を自然に身につけてきた。人には自分自身に主体化されたものしか見えないという傾向がある。だから両者がいることに意味がある。介護と看護の目が混ざり合うとき、利用者は生まれ持った両方の命を生きられる。

健康状態が悪いときには看護の目が強くなり、生物学的生命を支えるケアに重きが置かれる。元気な時は介護の目が強くなり、物語られるその命を生き生きと謳歌することがケアの主軸となる。そのバランスは一人ひとり異なる。その時その時でグラデーションになる。そして、介護職と看護職も知らず知らずのうちにお互い影響を与え合い、職員一人ひとりの中にもグラデーションが存在するようになる。特に看護職は介護職がそばにいることで、新しい命の視点が自分自身の中に芽生える体験をする。だから特養の看護職は、看護職しかいない場所とは違う、新しい看護を実践するようになる。

## 普通の暮らしを大切にしようとする看護職が背負うもの

病院では、リスクはゼロを目指され管理される。命の危機的状況において必要なことであり、それを手伝うことにも看護の意味がある。一方、特養では老化という抗えない身体の変化に添いながら、死までの援助も含めて、苦痛が最小になるようにケアを整えることが看護に与えられた意味となる。そして、普段の暮らしをなるべく邪魔しない形でそれらを行うことが特養の看護の特徴である。また同時に、それは暮らしの中で起こる転倒や誤嚥といった偶発的な出来事との対峙でもある。普通の生活とさまざまなリスクは常に背中合わせである。それは生と死が表裏一体であるという、生命の普遍的事実の現れでもある。そのことを理解したときに、私は自身の中で肥大させていた「看護」というものの力を、正当なところに収めることができたように感じる。

生命という自然の前に、私たちができることは限られている。理不尽に思えるようなことも、当然起こる。そんな時はこうべを垂れて死を悼むことしかできない。私はたまたま、このことを共有してくれる利用者家族や仕事仲間に恵まれた。しかしもし仮に、その事実を受け入れられず、そこに居合わせた者に責任を負わせようとする人々の中に置かれていたとすれば――特養あずみの里の准看護師、あの人は私自身でもあった。

# ケアする者のつつしみ

上野 千鶴子
うえの・ちづこ◉社会学者・東京大学名誉教授

高齢者施設での「窒息死」事件が刑事裁判になったと聞いたときに、瞬間、いやな感じがした。一審では有罪判決、二審では逆転無罪、検察が控訴を断念して無罪が確定したと知った時にはほっとしたが、これが有罪になれば現場にどんな影響が及ぶかは、容易に想像できたからだ。第一に介護に携わる職員の萎縮が起きる。第二に施設の管理が強化されるだろう。いずれも利用者にとってはマイナスの効果しかない。

本書の冒頭で紹介されている上野格弁護士と宮子あずさ看護師の対談を読み、判決文も参照して、背景には「窒息死」事件といえない複雑な事情があることがわかった。そもそも死因が「窒息死」ではなかったかもしれないこと。初期から警察が介入し、一カ月の入院期間を経過したあとの死亡なのに、病理解剖もしなかったこと。施設と遺族のあいだには、すでに示談が成立していたこと。多くの施設では施設内事故について、保険金を支払ってもらうためにあえて「過失」を認める傾向があること。そしてそれは遺族への配慮からであること。示談成立のあとに、刑事訴訟になるケースはきわめてまれであること。それを防げなかったのは、示談の際にそれ以上の責任追及をしないという（通常含まれる）合意事項がなかったこと。そのアドバイスを求められなかったのは、施設側に法的な知識がなく、顧問弁護士もいなかったこと。刑事訴訟に至ったのは、遺族側の処罰感情に加えて、検察側に「見せしめ」効果のねらいもあったこと。証拠不十分なままのずさんな起訴に、検察側の言い分を鵜呑みにする下級審における「有罪率九九・九％の常識」が、裁判官を拘束したらしいこと……などである。

事件は何かの決定的なできごとで起きるわけではない。小さなミスの集積の結果であることがこれほどよくわかるケースはない。この集積の結果、ひとりの准看護師の女性が、七年ものあいだ、苦しみのなかに過ごさなければならなかった。無罪判決が確定したからと言っても、この女性の七年が取り戻せるわけではない。彼女がやったこと・やらなかったことは、それほどの苦しみに値いすることだったのだろうか？

その七年間にこの女性に寄り添いつづけた支援者にも敬意を評したい。この事件はわたしの心にかかってはいたが、指ひとつ動かしたわけではなかった。

訴訟の過程では社会がうけいれやすい、わかりやすい物語がつくられる。施設での高齢者の窒息事故で、見守り義務を怠った専門職を罰したい、そして全国の介護現場に警鐘を鳴らしたい、と検察官は正義感から考えたのだろう。証拠として挙げられた施設側の「過失」は、保険金を遺族に少しでも多く渡したいという善意からだし、「窒息」とは違うんじゃないかという「異論」はヒヤリハットの自省の声にかき消された。自分たちに防げたのではないかという専門職のプライドが、現場を追いつめた。「……には注意してください」とあんなに言っておいたのに、という親思いの遺族のやりきれない気持ちが、「被告」をつくりだした。まじめな人たち、まじめすぎる人たちばかりだ。この過程に「悪人」はいない。

だが、とわたしは思う。ここにいないのは当事者である。死者に口はない。前日まで食欲もあり、ドーナツを提供されたら喜んでそれに手を出したご本人に、ドーナツを食べるな、固形物は危険だからこの先、おやつはすべてゼリーにします、と言えるだろうか? 介護職員の連絡ノートには、「見守りが必要」とあったとある。だがその情報の共有は、看護師までには及んでいなかった。それを知らなかったのは看護師の責任だろうか? あるいは知っていたとしても、他のスタッフとともに何十人もの利用者をいっせいに介助しなければならない立場にある看護師が、ひとりの利用者につきっきりで見守りができただろうか?

もしこれが在宅なら、とわたしは考える。ドーナツが喉に詰まったからといって、どう処置すればよいか、家族が知っているとは限らない。目の前で起きても、対応できなくて手遅れになるかもしれない。あるいは、本人が人の見ていないところでこっそりおやつに手を出すかもしれない。施設だって、家族や友人の差し入れを、利用者はひそかに隠し持っているかもしれない。それすら管理されるとしたらあんまりだ。

　施設内でおきる事故はすべて施設の責任だろうか？　もし、この事件が有罪になったとしたら……その結果は現場の萎縮と管理強化であることは、火を見るより明らかだろう。「安全」の名の下に利用者の行動やメニューはもっと制約され、現場の職員は今以上に管理主義的にふるまうだろう。「ダメ」と「いけない」の声が支配し、介護職はあたかも監獄の看守のようになるだろう。そうなれば拘束まではあと一歩だ。動かないようにしておくのが、いちばん「安全」だからだ。ハイテク技術を駆使して、居室に監視カメラがとりつけられ、わずかな動きも通報サインが示される。それを「よいケア」と言えるだろうか？

　同じことを二〇〇七年に起きた名古屋での認知症高齢者鉄道事故事件でも感じた。認知症の高齢男性（九一歳）が、ＪＲの踏切に立ち入って電車と衝突して死亡。このために生じたＪＲ運行上の損害に対して賠償を請求された事件である。男性は、同居していた高齢の妻（八五歳）が、介護疲れでうたた寝している隙に家を出た。近所には遠くに離れて暮らしている長男の妻が、介護のために転居していた。この老妻と長男の監護責任が問われたのだ。一審は有罪、損害賠償額は七二〇万円。二審では同居していた妻の監護者責任のみが問われ、賠償額はその半額に。最高裁まで争われて逆転無罪。長男も妻も免責されたことを知って、関係者は胸をなでおろした。

　もしこれが有罪になったとしたら？　同じことが危惧されるだろう。認知症者は二四時間監視下に置くようにと、監視と拘束が強まるだろう。そしてそんなことは家族にも不可能なら、昔の座敷牢のように閉じこめておくしかないだろう。

誰のための、何のための介護なのか？

『当事者主権』（中西正司と共著、岩波新書、二〇〇三年）の著者としてのわたしは、いつも「これがわたしなら」と考える習慣がある。介護する側の立場ではない、介護を受ける側の立場だ。「安全」の果てが拘束と監視なら、そんなケアは受けたくない。

専門職には、いつでも、この介護は自分が受けたい介護なのか、を自問してほしい。家族には、もし在宅で自分がいたら防げた事故なのかを、やはり自問してほしい。施設に親を預けた時点で、家族は自分の責任のいくばくかを手放している。家族のつよい処罰感情は、そのことに対する自責の念から来ているかもしれない。だが、もし、在宅でも同じ事故が防げなかった……と思えたら、責任も後悔もほどほどにしたほうがよい。

医療・介護の専門職、総じてケアの支援職に共通して感じる違和感は、ある種の無限責任感である。裏返せばメサイア（救世主）願望と言ってよい。その背後にあるのは、屈折した全能感だとも言えよう。このひとの人生に自分に全責任がある、このひとが困っていたら、このわたしがなんとかしなければならないし、その能力がある、このひとの苦悩をとりのぞくのはわたしの責任だ……こうした無限責任感は、いったん事故がおきると、きっと防げたはずだ、どこに欠陥があったのだろうかと、自責と自己批判につながる。それ自体は高邁な精神が、現場を追いつめる。それはケア職の過剰な労働強化につながるだけでなく、利用者に対する過度の管理を招く結果にならないだろうか。

家族も同じである。認知症ケアの研究をした井口高志さん（東京大学大学院人文社会系研究科准教授）は、家族介護の「無限定性」という罠を衝いている。家族による介護はどこまでやってもやっても、やりつくしたという限度がない。たとえ別居していても、かたときもその重荷は頭を離れず、責任感に押し潰されそうになる。介護職なら五時まで、朝まで、ここまで、と範囲と程度の限定ができるのに、家族にはそれがない。その背後にあるのは、やはり家族の一体感、親は子に、子は親に、無限の責任があるという無限責任感であろう。

だが神ならぬ身に、そんな無限責任を背負えるだろうか？　背負う必要があるだろうか？

「べてるの家」の精神科医、川村敏明さんは、統合失調症の患者さんに対して「治さない医者／治せない医者」を自称する。患者のなかには、「治りたくない患者」もいる。それを川村さんは「専門職のわきまえ」という。自分にできることはどこまでか、どこ以上は踏みこんではならないか、何ができて何ができないか……それをわきまえることだ、と。

わたしが介護職に理解と同情があるのは、介護職を応援したいからだけではない。介護職が追いつめられれば、必ずそのしわよせが、ケアを受ける側に来るからだ。それだけではない。人生の最期まで、管理も監視も受けずに自分の意思で生きたいからだ。支援される側にとっては、支援する側の全能感と無限責任感は、暑苦しく、やっかいなものでもある。

人は老いて、死ぬ。不慮の事故もあれば、病気や災厄もある。人生にリスクはつきものだ。そのなかで自分の力でコントロールできるものとできないものとを見分けることができたらよい。そしてコントロールできないものに対しては、「しかたがないね」と諦めることができればよい。あなたにドーナツを食べてもらいたいが、あなたを二四時間監視はできないし、するつもりもない。あなたに骨折をしてほしくないが、あなたをベッドに縛りつけたくないと。そしてあなたの病気は治せてもあなたの苦悩は救えないと。あなたの暮らしは支えられてもあなたの寂しさは癒やせないと、わきまえたらよい。自分にできないことは、他人にも要求しないようにすればよい。

それをわたしたちは「つつしみ」というのだ。

## 「Nursing Todayブックレット」の発刊にあたって

日々膨大な量の情報に曝されている私たちにとって、一体何が重要でどれが正しく適切なのかを見極めることがますます難しくなってきています。

そこで弊社では、看護やケアをめぐりいま社会で何が起きつつあるのか、各編集者のさまざまな問題意識（＝テーマ）を幅広くかつ簡潔に発信していく新しい媒体、「Nursing Todayブックレット」を企画しました。

あえてウェブでもなく、雑誌でもなく、ワンテーマだけの解説を小冊子にまとめる手段を通して、医療と社会の間に広がる多様な課題について読者の皆さまと情報を共有し、ともに考えていくための新たな視点を提案していきます。

（二〇一九年六月）

●

本書についてのご意見・ご感想、著者へのメッセージ、「Nursing Todayブックレット」で取り上げてほしいテーマなどを編集部までお寄せください。http://jnapcdc.com/BLT/m/


Nursing Todayブックレット・09

特養《とくよう》あずみの里《さと》裁判《さいばん》を考《かんが》える

——A《ア》 Nurse《ナース》 Indicted《インダイテッド》

〈検印省略〉

二〇二一年二月一日 第一版 第一刷発行

編　集　Nursing Today《ナーシング　トゥデイ》ブックレット編集部《へんしゅうぶ》

発　行　株式会社 日本看護協会出版会

〒一五〇-〇〇〇一

東京都渋谷区神宮前五-八-二日本看護協会ビル四階

〈注文・問合せ／書店窓口〉

電　話：〇四三六-二三-三二七一

ＦＡＸ：〇四三六-二三-三二七二

〈編集〉電話：〇三-五三一九-七一七一

〈ウェブサイト〉https://www.jnapc.co.jp

編集協力　石川奈々子

デザイン　「Nursing Todayブックレット」編集部

印　刷　日本ハイコム株式会社





ISBN978-4-8180-2310-9